POURQUOI JE FAIS DE L'HOMÉOPATHIE.

A mon frère, M. l'abbé Dours, chanoine honoraire, chevalier de la Légion-d'Honneur, recteur de l'Académie du Puy-de-Dôme.

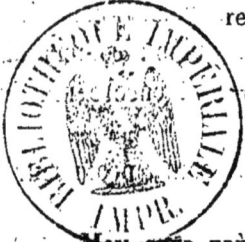

Péronne, le 10 janvier 1854.

MON CHÉR FRÈRE,

Vous vous êtes souvent demandé pourquoi, dès le début de ma carrière médicale, je me livrais avec tant d'ardeur à l'étude de l'Homéopathie. Etranger à l'art de guérir, vous ne pouviez vous expliquer les raisons qui m'engageaient à délaisser les préceptes des maîtres qui m'avaient initié aux traditions de la médecine officielle, pour me ranger sous les drapeaux d'une doctrine, née d'hier, venue de l'étranger et dont le nom parvenait à vos oreilles escorté d'injures grossières ou de railleries prétentieuses. Votre amour-propre et votre honneur redoutaient également pour moi et le titre d'inepte et la flétrissure de charlatan dont on cherchait alors à stygmatiser le front des disciples d'Hahnemann.

Ma position de médecin militaire en Algérie, m'a fait persévérer dans mes études nouvelles. Vous savez qu'en Afrique, le docteur militaire est appelé à traiter, non-seulement des soldats, mais encore des colons de tout âge, de tout sexe, originaires de contrées différentes, des indigènes privés jusques-là de tout secours médical intelligent et décimés par les plus hideuses affections. Quelle difficulté pour le jeune médecin d'appliquer à ces nombreuses souffrances les moyens curatifs dictés par l'allopathie ! Longtemps j'ai essayé des divers médicaments consignés dans les formulaires de l'ancienne école, et faut-il le dire, j'étais parvenu à n'exercer plus qu'avec répugnance une science que ma raison trouvait plus prétentieuse qu'exacte, plus babillarde que savante. Ce qui me désolait le plus, c'était le manque d'indications thérapeutiques : on prenait chaque jour quelque nouveau remède et l'on ne disait pas dans quel cas précis il fallait l'administrer, quel groupe de symptômes en appelait l'emploi.

L'opinion des auteurs allopathes les plus recommandables sur la matière médicale régnante, venait encore multiplier mes indécisions.

Voyez en effet ce que pense M. Rostan, professeur à la Faculté de médecine de Paris.

« Aucune science humaine n'a été et n'est encore infestée de plus de préjugés que la matière médicale : chaque dénomination de classe de médicaments, chaque formule même est pour ainsi dire une erreur... Un formulaire qui a paru récemment nous apprend à faire des potions incisives, des loochs verts, des hydragogues, des éménagogues, des résolutifs, des détersifs, des anti-septiques, des anti-hystériques, etc.. etc., une autre des aposèmes laxatifs, sudorifiques, un baume acoustique, un baume de vie, de vie externe, nerval, ophthalmique, etc., etc., je m'arrête ; je n'ai parcouru que deux pages du formulaire magistral : est-il possible de n'être pas rebuté par ces dégoûtantes absurdités ; nous pensons que ces sottises surannées doivent être renvoyées au XVᵉ siècle. »

Lisez Bichat :

« A quelles erreurs, dit-il, ne s'est-on pas laissé entraîner dans l'emploi et la dénomination des médicaments : on créa les incisifs, quand on crut à l'épaississement des humeurs ; quand il fallut envelopper les acres, on créa les invisquants, les incrassants, etc., etc.....

» Ceux qui ne voient que relâchement ou tention des fibres dans les maladies, que laxum et strictum, comme ils le disaient, employèrent les astringents et les relâchants, les rafraîchissants et les échauffants furent mis à l'usage surtout pour ceux qui eurent spécialement égard, dans les maladies à l'excès ou au défaut de calorique. Des moyens identiques ont eu souvent des noms différents, suivant la manière dont on croyait qu'ils agissaient : désobstruant pour l'un, relâchant pour l'autre, rafraîchissant pour un troisième, le même médicament a été tour à tour employé dans des vues différentes et même opposées, tant il est vrai que l'esprit de l'homme marche au hasard quand la vague des opinions le conduit. »

. . . .

. . . .

. . . .

« La science médicale n'est pas une science pour un esprit méthodique ; c'est un assemblage informe d'idées inexactes, de moyens illusoires, de formules aussi bizarrement conçues que fastidieusement assemblées : on dit que la pratique de la médecine est rebutante. Je dis plus, elle n'est pas, sous certains rapports, celle d'un homme raisonnable quand on en puise les principes dans la plupart de nos matières médicales.»

Je pourrais, passant en revue toute la matière médicale de l'allopathie, vous montrer jusqu'à l'évidence que cette école qui se prétend rationnelle parce qu'elle est raisonneuse, n'a jamais connu les propriétés réelles des médicaments qu'elle met en usage ; mais qu'elle leur en crée d'imaginaires, afin d'arriver péniblement à une concordance d'idées également fictives en thérapeutique et en pathologie.

Il n'y a qu'opinions éparses, divergentes s'entreheurtant et se détruisant les unes les autres. Dans cette Babel, chaque maître parle une langue qui n'appartient qu'à lui. Et c'est là pourtant cette doctrine que je devais respecter, l'arche sainte sur laquelle je ne devais porter la main sans crime ! Ma faible raison me disait qu'aucun des divers systèmes enseignés dans les écoles ne présentait les caractères de la vérité. Si l'un d'eux, en effet, les avait possédés, son empire se serait établi, grandi et fortifié par le temps, il serait aujourd'hui dans la plénitude de sa puissance, unanimement reconnu et professé. Loin de là : tous se sont succédés par opposition, s'entre détruisant les uns les autres au lieu de procéder par voie de développement, ce qui prouve leur insuffisance et même leur commune fausseté.

Pour que la science médicale soit définitivement fondée, et qu'elle prenne le rang qui lui convient parmi les sciences exactes, il lui faut une loi générale, dominant tous les faits de physiologie, de pathologie, de thérapeutique et à laquelle on puisse les rattacher tous par l'analyse et la synthèse ; une loi, en un mot, comme celle dont la physique doit la découverte au génie immortel de Newton.

L'homeopathie a donné cette loi, cette base définitive, car elle est en possession d'un principe pathologique, d'un principe thérapeutique, d'où naissent et autour duquel viennent se grouper tous les faits de maladie, de traitement et de guérison.

Je vais vous exposer cette doctrine en peu de mots :

L'homeopathie est l'art de traiter les maladies par des médicaments qui, administrés dans l'état de santé, développent des phénomènes semblables aux symptômes de l'affection qu'on doit traiter. C'est ce qu'on exprime par l'aphorisme : *similia similibus curantur.*

Cette médication n'est pas nouvelle dans la science : la loi qui lui sert de base est une loi naturelle, par conséquent aussi ancienne que le monde ou que la première apparition des maladies qui affligent l'espèce humaine.

Aussi a-t-elle été entrevue par les médecins de la plus haute antiquité. Elle a été formulée par Hippocrate : « *les semblables sont guéris par les semblables.* » Ailleurs : « *la maladie vient par les semblables et guérit en lui opposant des semblables ; ainsi le même agent produit la strangurie quand elle n'existe pas, et la guérit si elle existe. Et la toux de la même manière que la strangurie est occasionnée et guérie par les mêmes moyens ; et la fièvre qui se développe, s'appaise par les moyens qui la font naître.* » Et ailleurs : « *le vomissement guérit par le vomissement.* » Paracelse a dit : *scorpio scorpionem curat.* Linnée : *morbus per morbum sanatur........* Mais de tous les médecins, celui qui a formulé le plus rigoureusement la loi

des semblables est le Danois *Stalh*, qui parle en ces termes .
« La règle admise en médecine de traiter les maladies par des
remèdes contraires ou opposés aux effets qu'elles produisent,
est complètement fausse et absurde. Je suis persuadé au contraire que les maladies cèdent aux agents qui déterminent une
affection semblable, les brûlures par l'ardeur d'un foyer dont
on approche la partie, les congellations par l'application de la
neige et de l'eau froide ; les inflammations et les contusions
par celle des spiritueux. C'est ainsi que j'ai réussi à faire disparaître des aigreurs par de très-petites doses d'acide sul-
furique, dans des cas où l'on avait inutilement administré une
foule de poudres absorbantes. (*Stalh*, Dans J. Hummel. Comm.
*De arthridide tam tartarea quam scorbutica, scu podagra et
scorbuto. Budingæ*, 1738, in-f°, pages 40-42.)

Seulement ces manifestations rares de la vérité n'étaient
que des éclairs pour ceux qui les apercevaient, des lueurs pas-
sagères qui ne dissipaient un instant l'obscurité que pour la
rendre plus profonde.

Il appartenait à l'esprit élevé d'un des observateurs les plus
éminents des temps modernes, il était réservé au génie de
Samuel Hahnemann de découvrir la loi d'action pour la plupart des médicaments employés jusque-là empiriquement.
Convaincu qu'il y avait un moyen de guérir les maladies avec
certitude, il conçut l'idée d'expérimenter les médicaments sur
l'homme en santé, en commençant d'abord sur lui, puis sur
ses proches l'essai des spécifiques connus. Ce fut ainsi qu'il
remarqua que le *quinquina* produisait chez l'homme sain une
espèce de fièvre intermittente très analogue à celle que ce médicament guérit le mieux, et *qu'en outre* il faisait naître une
foule d'autres symptômes très-variés dont il n'avait jamais été
question dans les matières médicales précédemment pu-
bliées.

S'emparant de ces premiers résultats, Hahnemann expéri-
mente un à un les médicaments connus, comme aussi une
infinité de substances jusque-là réputées inertes ; il les fait
siennes en les absorbant, en se les assimilant, et, martyr et

triomphateur à la fois, il a le bonheur de voir se dérouler sous l'impression de ses sens toutes les souffrances, toutes les sensations morbides qu'il espère pouvoir bientôt guérir. Ces expériences, répétées sur un grand nombre d'individus, de constitution, d'âge, de sexe différent, placés dans des circonstances diverses, lui prouvent que l'action des agents pathogénétiques sur l'homme sain, tout étant soumis à une infinité de nuances, donne des *résultats moyens* qui viennent confirmer la loi des semblables. Puis, les mêmes substances qui ont produit tels ou tels phénomènes sur l'homme en santé, sont dirigées par lui contre les maladies naturelles, toutes les fois que celles-ci offrent à l'observateur le même cortége et la même variété de symptômes qu'il a vu se developper chez l'homme en santé, sous l'influence de ces mêmes substances, et le succès le plus complet ne tarde pas à répondre à son attente.

Telle est la nouvelle doctrine médicale à laquelle il donne le nom d'homéopathie.

Mais en pratiquant d'après ces données nouvelles, Hahnemann s'aperçoit que, malgré la supériorité de sa méthode, les remèdes à effets semblables donnés aux doses usitées dans l'ancienne école, produisent souvent une aggravation plus ou moins forte des symptômes observés ; il n'en faut pas davantage à son génie pour l'amener peu à peu à trouver le corollaire indispensable à sa première loi.

Dans le but de diminuer les propriétés actives du médicament qu'il essaie, il l'étend, le divise en le mélangeant avec des substances neutres ou n'ayant aucune influence altérante sur l'organisme. Parmi elles, il choisit l'alcool rectifié et le sucre de lait purifié dont il constate l'inertie sur l'homme sain par des expériences plusieurs fois répétées. Il les associe aux agents médicinaux pour leur servir de véhicule, et afin de pouvoir à leur aide fractionner ses remèdes sans être forcé d'avoir recours à d'autres agents actifs qui, en modifiant les propriétés des médicaments, pourraient en altérer les effets.

Une goutte ou un grain d'une substance qu'il a déjà essayée, lui paraissant beaucoup trop active, il croit devoir la mélanger avec cent grains de sucre de lait ou avec cent gouttes d'esprit de vin. Il n'applique de ce mélange que la centième partie. Trouvant quelquefois celle-ci trop forte encore, il la subdivise de nouveau de la même manière qu'il a divisé la substance primitive, et entraîné par le besoin de fractionner de plus en plus ses remèdes, de division en division, il arrive le plus souvent jusqu'à la 50ᵉ et n'administre encore de cette dernière que deux ou trois grains de sucre, dont deux ou trois cents ont été imbibés dans une goutte de cette dernière dilution.

Telle est l'homéopathie basée sur la loi des semblables ayant pour corollaire l'emploi des doses infinitésimales.

C'est cette dernière proposition, l'emploi des doses infinitésimales, témoignage éclatant des précautions dont s'était entouré Hahnemann dans ses recherches sur l'expérimentation pure qui a retardé en France les progrès de l'homéopathie. C'est contre elles que sont dirigées chaque jour les railleries des médecins et des gens du monde. La loi des semblables, en effet, est acceptée par la plupart des savants : souffrez que je vous cite l'opinion de quelques-uns d'entr'eux.

M. Andral dit :

« Sans préjuger la question soulevée (par l'homéopathie) sur la propriété des agents curatifs de déterminer dans l'organisme les maladies qu'en allopathie on se propose de combattre par eux, nous croyons que c'est là une vue qu'appuient quelques faits incontestables et qui, à cause des conséquences immenses qui peuvent en résulter, mérite au moins l'attention des observateurs. Que l'on répète ces expériences (celles d'Hahnemann), il est probable qu'on verra surgir quelques autres faits authentiques : qu'un esprit vigoureux médite ces faits ; qui sait les conséquences qui en pourraient jaillir. »

Le célèbre Brera : « Quoique l'homéopathie soit décriée par les uns comme bizarre, par les autres comme inutile et que beaucoup la trouvent absurde, on ne peut cependant méconnaître qu'aujourd'hui elle tienne son rang dans le monde savant. Elle a ses livres, ses journaux, ses chaires, ses hôpitaux, ses cliniques, ses professeurs et son public. Bon gré mal gré ses ennemis doivent l'accueillir, car sa position actuelle le commande. Elle mérite un examen impartial. »

M. Isidore de Bourdon, de l'Académie de médecine, après avoir analysé les doctrines d'Hahnemann :

« Ne peut-on pas, dit-il, conclure qu'Hahnemann, que l'on considère comme méconnaissant les principes de l'art, n'a, au contraire, rien avancé qui ne puisse parfaitement s'adapter aux fondements éternels de la médecine Hippocratique. »

Le vénérable et savant Huffelend appelle l'homéopathie la seule médecine directe.

Le docteur Pidoux et le professeur Trousseau disent :

« L'expérience a prouvé qu'une *multitude de maladies* sont guéries par des agents thérapeutiques qui semblent agir dans le même sens que la cause du mal auquel on les oppose. »

La *Gazette médicale* de Paris :

« Nous sommes d'avis qu'une croyance (l'homéopathie), qui se répand dans toutes les parties du monde savant, attirant à elle un certain nombre d'hommes distingués, mérite toujours d'être examinée. »

M. Amédée Latour, allopathe, rédacteur en chef de l'*Union médicale*, a jeté ce cri d'alarme au milieu du camp allopathique dans son numéro du 5 février 1853 :

« Mes chers confrères, l'homéopathie gagne du terrain. Le flot monte, monte à vue d'œil. La voilà, dit-on, avec la jeune et belle Impératrice, entrée dans le palais de César. De temps en temps, nos sociétés médicales voient s'éloigner de leur giron des membres jusque-là restés fidèles. Le mois dernier, encore, une de ces sociétés a été affligée par une lettre de démission basée sur une désertion vers l'homéopathie et adressée par un confrère qui avait donné des gages à la science sérieuse. Où allons-nous, où allons-nous ? »

Ce confrère, qui avait donné des gages à la science sérieuse, continue aujourd'hui les succès obtenus par M. Tessier à l'hôpital Sainte-Marguerite.

Lisez les journaux de médecine et vous y trouverez à chaque

pas l'application du principe *similia, similibus*, formulé en prétendues découvertes empruntées sciemment à la doctrine homéopathique. Mais gardez-vous de croire qu'on ait la pudeur d'indiquer les sources de pareils larcins.

Je vais vous citer un passage de M. le docteur Frédault, lauréat premier prix de l'école-pratique, qui vous donnera une idée de la manière d'agir de nos adversaires :

« Les médecins allopathes, dominés par une idée fixe contre l'homéopathie, comptent qu'en faisant décrier Hahnemann, qu'en dénigrant son caractère, ses travaux, ses disciples, on oubliera les ouvrages de la méthode, ou du moins qu'on ne les lira plus; qu'alors, puisant à leur aise et en *cachette* des médicaments dans la matière médicale pure et suivant les indications homéopathiques, ils les prescriront à des doses ordinaires, les vanteront comme des découvertes et pourront espérer des couronnes académiques. Un médecin des hôpitaux, assez complaisant pour donner des conseils aux jeunes médecins, nous donnait la clef de cette manœuvre en s'adressant à un de nos confrères. *Faites de l'homéopathie tant que vous voudrez*, leur dit-il, *mais prescrivez à des doses minimes et envoyez chez les pharmaciens ordinaires. C'est ainsi que nous faisons et qu'il faut faire*. Son interlocuteur lui exprimant que les médicaments n'y seraient pas bien préparés : *vous avez tort*, reprit le maître, *ne prescrivez pas surtout de globules. C'est ce qu'on ne peut pas tolérer*. Là parole de ce médecin est précieuse : elle nous indique la véritable tendance des esprits ; elle montre que les réformes d'Hahnemann sont plus appréciées généralement qu'on ne veut le dire et l'avouer ; mais qu'il y a parti pris d'accaparer ces réformes, sans rendre justice à leur auteur. Et pourquoi agir ainsi ? Dans un intérêt personnel et de position. »

Faudra-t-il s'étonner ensuite des chants de victoire entonnés par tel praticien qui *découvre* que l'emploi de *nux vomica* à la dose de trois gouttes de la teinture-mère, guérit les vomissements nerveux, bien que cette médication, a dit M. Padioleau, soit quelque peu homéopathique !

M. Bouchardat, dans son *Annuaire de thérapeutique*, attribue à M. le docteur Strevenart la découverte de l'emploi de la belladone considérée comme moyen prophylactique de la scarlatine, sans se douter des expériences concluantes du docteur Schenk, Rhodius, Massius (*Journal de Hufeland*), Kuntsmann, Mularbeck (*Revue médicale*, t. xi, p. 571), sans citer le travail de Hahnemann sur la même matière *(Sur les moyens de traiter et de prévenir la fièvre scarlatine*, Leipsick, 1801). M. le docteur Metsch (*Abeille médicale*, n° 22, 1853), conseille la sabine comme le meilleur préservatif de l'avortement chez les personnes délicates, sensibles, etc....., sans qu'il paraisse savoir que l'homéopathie emploie depuis longtemps cette substance dans les mêmes conditions. De même pour le carbo vegetabilis dont les effets salutaires ont été préconisés par le docteur Belloc dans l'*Union médicale*, la *Gazette des Hôpitaux*, effets consignés par Hahnemann dans : *(Dict. et traité homéop. des mal. chro.* t. ii, p. 1.)

On ose se vanter d'avoir découvert tous ces médicaments et bien d'autres encore ! En supposant que les auteurs cités plus haut n'aient pas eu connaissance des expérimentations pures faites en homéopathie, on sera forcé de convenir que la loi des semblables, indiquée par Hahnemann, est véritable. Comment comprendre alors que des médecins qui se servent des résultats d'une méthode, et qui les reconnaissent bons, repoussent cette même méthode ?

Oh ! si, au lieu d'ériger en doctrine le fruit de ses méditations et de ses veilles, Hahnemann se fut contenté de publier les résultats admirables obtenus à l'aide de sa méthode, nulle voix ennemie ne s'élèverait en ce jour pour ternir sa mémoire. Loin d'être rejetés systématiquement, ses moyens curatifs auraient été mille et mille fois expérimentés. Dieu seul sait les bienfaits qu'en aurait retiré l'humanité !

Ce n'est pas seulement le principe du *simile* que nous empruntent les médecins allopathes ; ils copient encore la forme, le *modus faciendi* de nos médicaments.

Lisez la lettre suivante, adressée au président de l'Académie de médecine de Paris par le docteur Munaret :

« Je connais les granules préparés par M. Pelletier ; je les prescrits ou je les administre à mes malades. Les principaux avantages qui distinguent cette préparation sont les suivants :

» 1° *Dosage exact et invariable.* Le granule est une dragée composée de sucre et de gomme, ne contenant qu'une proportion très-petite du remède, un *milligramme*, par exemple, sur *dix centigrammes* environ de sucre, proportion Pelletier. On compte les granules pour arriver à une dose plus forte, ou on en administre un seul dans un véhicule (car il est très-soluble) ;

» 2° *Administration commode* et même agréable des médicaments. Un granule de la grosseur d'une lentille renferme un milligramme (0,001) d'un alcali végétal, d'*atropine,* je suppose, et représente trente centigrammes de belladone ou une tasse d'infusion amère et mauséeuse pour les grands comme pour les petits malades.

» A propos d'enfants, n'est-ce pas un bienfait pour eux !

» 3° *Conservation la plus longue.* Le sirop fermente, la potion peut s'altérer à un point toxique, les pilules se durcissent, se décomposent et provoquent, comme j'en ai cité des exemples, une indigestion toujours grave chez des sujets affaiblis par la maladie, tandis que dans sa coque dure et polie l'*atôme* d'un médicament énergique reste inaltérable, et un granule peut se conserver un demi-siècle.

» 4° *Transport facile.* Le granule réalise le vœu de Sydenham : un praticien peut emporter avec lui, et *dans une boîte de quelques centimètres,* de quoi médicamenter sa clientèle pendant plusieurs jours.

» Une lettre a des dimensions trop restreintes, M. le président, pour vous rapporter celles de mes observations qui sont favorables à l'emploi thérapeutique des granules ; j'en citerai seulement une, en vous demandant la permission de vous signaler ensuite les résultats de quelques autres.

» Le nommé Thévenet avait été frappé d'une paralysie du

bras droit à la suite d'une chûte, je crois. Il avait déjà consulté plusieurs médecins et essayé autant et plus de remèdes. Electricité, douches, frictions, vésicatoires et même une potion avec l'extrait de *noix vomique* lorsqu'il se décida à me consulter. Thévenet était un client sur la prudence duquel je pouvais autant compter que sur la force de sa constitution. En conséquence, je lui avais confié dix granules de *strychnine*, en lui recommandant d'en avaler *un* d'heure en heure, mais d'en suspendre l'administration *dès qu'il éprouverait des secousses trop violentes dans le membre malade*. Le troisième jour, mon client, dans son accès de reconnaissance, vient me trouver et me dire en m'embrassant : Vous m'avez guéri ! En effet, il me serra la main avec une main qui ne pouvait, avant mon traitement, retenir un couteau, une pipe, et il s'était servi de son bras le second jour.

» J'appris avec détail que la seconde dragée avait commencé à lui *travailler* (sic) le bras ; mais j'ai tenu bon, ajouta-t-il, et me voilà prêt à vous défendre, s'il le faut, avec le poing que vous m'avez rendu.

» J'ai substitué bien des fois, et avec un succès encourageant, des granules d'*aconitine à une émission sanguine* dans le cas de pléthore, de congestion sur un organe, de point pleurétique et au début d'un rhumatisme articulaire aigu.

» J'ai réussi à combattre certaines constipations opiniâtres avec mes granules de *strychinne*.

» Enfin, M. le président, j'ai eu le bonheur de délivrer une femme et trois autres personnes d'accès de fièvre nervcuse à l'aide d'un granule d'*acide arsénieux*, pris à jeun pendant une durée de trois à sept jours.

» Mais toute médaille a son revers. — Un médicament qui se présente au malade avec les apparences agréables d'un bonbon, peut inviter aux imprudences. — On se figure dans le public que l'*efficacité du remède* doit toujours être en *raison de sa quantité*, et avec la pensée d'avancer l'heure de la guérison, à l'insu du médecin, au lieu d'un granule on en avale deux, trois... ! Voilà un danger que je dois signaler et qu'il faut prévenir, etc., etc. »

Que penser des granules du docteur Munaret ? Cela ne vous fait-il pas un peu l'effet des globules administrées par l'homéopathie ?

Qu'est-ce encore que cette petite boîte de quelques centimètres, qui peut contenir de quoi médicamenter pendant plusieurs jours la clientèle éparse d'un médecin de campagne, sinon les boîtes homéopathiques qui contiennent toute une pharmacie ? — Ne dirait-on pas que cette lettre est écrite par un fervent adepte des doctrines de Hahnemann ?

Quoi ! M. Munaret, vous osez substituer à une émission sanguine un granule d'*aconitine !* et vous ne craignez pas d'être mis au ban de l'allopathie ! C'est sans doute parce que vous taisez la source de vos larcins que vos confrères sont si indulgents. Mais avouez que vous avez connaissance des travaux de Hahnemann, de Henke, de West et Deglande, d'Otto, de Van-Helmont, de Pereyra, de Peyrin, de Devsy, etc., etc. *Infandum !*

Croyez-vous à de pareilles découvertes ? Vous les appellerez plagiat, si vous êtes bienveillant, *vol à l'homéopathie*, si vous tenez à être juste. Et voyez l'impartialité de nos contradicteurs ! On se garde bien de traiter de *niaiseries* les granules de M. Munaret : en revanche, on ne peut trouver des expressions assez sévères pour flétrir les globules des homéopathes !

Mais, me direz-vous : les médicaments dont vous avez parlé plus haut, la *noix vomique*, le *charbon végétal*, la *sabine*, etc., les *granules,* représentent au moins des quantités pondérables de substance, et la raison ne répugne pas à leur attribuer une action. En est-il de même de vos globules, de vos gouttes diluées à l'infini ! Comment me démontrerez-vous que vos doses si minimes, vos molécules si infimes ont une puissance suffisante pour produire un effet ! Je vais tâcher de vous prouver et leur énergie et leur mode d'action.

Vous n'êtes pas sans vous rappeler les divers exemples dont

on se sert en physique pour démontrer la divisibilité de certains corps.

Un grain de musc qui a été déposé dans un appartement pendant dix ans et qui après ces dix ans est pesé de nouveau avec les balances les plus exactes est reconnu n'avoir pas perdu un atôme de son poids, et néanmoins, pendant ces dix ans, il s'est échappé de ce corps des molécules si innnombrables, que l'air de cet appartement, alors même qu'il aura été renouvelé tous les jours en aura été constamment imprégné et imprégné à ce point, que sur un grand nombre de personnes qui auraient séjourné momentanément dans cet appartement, beaucoup auraient pu être impressionnnées d'une manière fâcheuse. Les unes ont pu être saisies d'éblouissements, d'autres de céphalalgie, certaines de tintements d'oreilles, celles-ci de vomissements, celles-là de crises de nerfs variées. Ces phénomènes sont bien authentiques, ils peuvent s'observer tous les jours, ils frappent à tout instant nos sens et font dire à tous ceux qui les ressentent : voilà une odeur qui me fatigue ! Le musc me porte à la tête ! il m'a donné la migraine ! il m'occasionne des maux de cœur, etc... Et pourtant les doses agissantes de ce grain de musc sont-elles massives ? Les quantités qu'on voit produire de tels effets sont-elles, au moins, un peu plus appréciables que celles dont se sert l'homéopathie pour obtenir ses résultats ? Evidemment non, et l'esprit le plus prévenu ne pourra se refuser à admettre que dans cette comparaison, l'avantage de quantité appartient incontestablement tout entier aux remèdes homéopathiques.

Essayez de passer la nuit dans un appartement nouvellement peint, et vous me direz le lendemain à quelle quantité de céruse vous pouvez attribuer les effets morbides qu'elle n'aura pu manquer de développer en vous, peut-être à un degré toxique. Il en aura pénétré par vos pores juste la même quantité pondérable que celle par laquelle, dans les émanations du musc, vous avez vu se produire des effets incontestés.

Vous connaissez le Mancenillier, cet Euphorbiée des An-

tilles, et dont les fleurs laissent échapper des émanations qui
font endormir pour toujours le voyageur assez imprudent pour
se reposer sous son ombrage. Pensez-vous que ce soit par leur
quantité pondérable que ces fleurs empoisonnent l'atmosphère
ambiant et qu'elles donnent la mort ? Pourrez-vous nier dans
ce fait l'action des doses infinitésimales ?

Le chloroforme, cet agent si subtil dont se sert la chirurgie
pour assoupir la sensibilité des patients soumis à des opérations douloureuses, ne vous offre-t-il pas un nouvel exemple
d'une action puissante amenée par de bien faibles doses ?

Vous rencontrerez tous les jours des femmes dont la sensibilité nerveuse est exaltée au point que le parfum d'une fleur
même cachée à leurs regards, suffit pour provoquer en elles
des accidents nerveux de toute sorte, et cependant pourra it-on
dire que ces fleurs, pour produire de si singuliers phénomènes, agissent par des quantités massives ?

Trouverez-vous quelqu'un qui puisse se vanter d'avoir jamais constaté le poids et les qualités physiques des miasmes
qui dans les pays à marécages produisent les fièvres intermit-
tentes, la fièvre jaune, les dysenteries, des miasmes qui après
avoir traversé les mers nous arrivent cachés dans un ballot ou
enfermés dans une lettre? Quels sont les agents producteurs
de toutes les épidémies? où sont les caractères physiques de
ces agents? Quel chimiste a découvert leurs propriétés? Quelle
est leur odeur, leur couleur, leur volume? Quels réactifs dé-
cèlent leur présence? Ne sait-on pas que l'analyse n'a rien
trouvé. N'a-t-on pas prouvé que l'air n'est jamais plus pur à
Constantinople que quand la peste désole cette ville ?

Le fait de l'acide Hydrocyanique ou acide prussique n'est-il
pas connu de tout le monde? Qu'on touche la conjonctive d'un
cheval avec un chalumeau de verre préalablement trempé
dans cet acide et l'animal tombera foudroyé.

Je borne là mes citations, car je pourrais les multiplier à
l'infini. Puisque la nature s'est plu à manifester à tout instant
et aux yeux de tous l'action des doses infinitésimales, il y aurait mauvaise foi à vouloir nier à priori celle des agents ho-

méopathiques. Et l'expérience est là pour montrer aux incrédules les merveilleux résultats de nos remèdes donnés à de hautes dilutions. Les faits ne peuvent se nier. Des milliers de malades de tout âge, de tout sexe placés dans les conditions les plus opposées attestent journellement la puissance des doses infinitésimales. Prenez vous-même une haute dilution d'un des médicaments préparés d'après les préceptes d'Hahnemann et vous pourrez constater la plus grande partie des symptômes indiqués dans nos matières médicales.

Il ne s'agit donc plus maintenant que de vous expliquer et de vous faire comprendre :

1º Comment des doses aussi minimes peuvent avoir non-seulement une puissance quelconque, mais encore une action beaucoup plus énergique que les doses plus fortes des mêmes médicaments ;

2º Comment il peut se faire qu'un remède qui est susceptible de donner une maladie à des personnes qui en font usage en état de santé, soit apte à guérir la même affection chez un malade.

Hahnemann, malgré tout son génie, n'a pu réussir à trouver des explications assez claires, assez précises pour entraîner tous les adeptes de sa méthode dans une croyance commune. Vous n'ignorez pas que les procédés employés pour les préparations homéopathiques sont : la trituration pour les substances minérales, l'expression des sucs végétaux pour les plantes, puis la succussion, lorsque les médicaments qu'ils soient minéraux ou végétaux sont amenés à l'état de teinture alcoolique.

Pour Hahnemann et ses adeptes, l'action de broyer et triturer une substance a pour but non-seulement d'en diviser les molécules, mais encore de mettre en évidence les propriétés dont elle est douée à l'état latent. Les diverses opérations auxquelles les médicaments sont soumis développent en eux des propriétés nouvelles et une activité spéciale qu'ils ne possédaient pas jusque là.

De plus, et ceci est un point très important, le seul fait de la dissociation des molécules d'un corps peut donner et donne à chacune de ses molécules composantes des propriétés que l'ensemble paraissait ne pas posséder.

J'avoue que ces explications de vertus médicatrices plus ou moins latentes sont plus ingénieuses que positives. Peu satisfait de ces idées métaphysiques, je me suis rallié avec bonheur à l'opinion qu'émet à ce sujet M. le docteur Castaing, un des médecins les plus recommandables que j'ai connu. Voici, si mes souvenirs sont fidèles, la théorie du docteur de Toulouse.

Si au moyen du microscope solaire on rend sensible à nos sens le mécanisme de la circulation dans les ailes d'un moucheron, par exemple, on ne tarde pas à constater que le liquide qui remplit les vaisseaux de ces appendices, ne se comporte pas de la même façon dans tous les capillaires. D'un aspect homogène d'abord, dans les gros troncs vasculaires, il semble se diviser à mesure qu'il avance, en deux éléments distincts, l'un toujours fluide, aqueux, transparent, l'autre formé de petits globules de couleur plus foncée, d'un aspect plus nacré se mouvant sans cesse dans le liquide qui leur sert de véhicule.

Arrivés aux points successifs de retrécissement qu'on voit dans la continuité de ces vaisseaux, la plupart des globules qui se présentent pour franchir ces passages n'y pouvant réussir d'abord, se retirent en tourbillonnant sur eux-mêmes, se représentent encore, et n'arrivent à se frayer une voie que lorsque, après avoir tenté vainement un plus ou moins grand nombre de fois de pénétrer à travers les points rétrécis, ils parviennent à se présenter enfin dans la position qui leur permet un accès facile.

C'est ainsi qu'on voit les globules se comporter devant une série d'arrêts qu'ils ont à franchir successivement, jusqu'à ce qu'enfin l'œil ne peut plus les apercevoir, bien qu'il puisse encore suivre la marche du liquide limpide à travers les capillaires les plus déliés.

Vous entrevoyez d'avance déjà l'identité parfaite qui existe entre ces phénomènes de la circulation et ceux présentés par

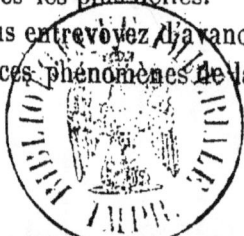

2

l'ingestion d'une substance dans l'économie. En allopathie, lorsqu'on administre une goute, un grain d'un médicament, cette goutte, ce grain sont entraînés dans le torrent circulatoire. Les molécules qui les composent ne présentant pas les mêmes dimensions pénétreront dans des vaisseaux de différents calibres. Plus les molécules seront petites, plus elles seront portées au loin dans le réseau vasculaire; on peut concevoir que divisées à l'infini elles s'immisceront jusqu'aux dernières ramifications, jusqu'aux capillaires les plus déliés qui concourent à la formation de nos organes.

Quelque facilité qu'ait la substance allopathique à se dissoudre, croyez-vous qu'elle s'approchera jamais de cet état d'atténuation obtenu par les dilutions et par les divers moyens de division mis en usage par les procédés homéopathiques, et alors pensez-vous qu'il est difficile de comprendre que ces médicaments encore à l'état inactif par rapport aux préparations Hahnemaniennes, ne peuvent parvenir aux portions d'organes où ils ont besoin d'arriver pour avoir une action !

Evidemment, si les capillaires qu'ils ont à traverser ne leur offrent qu'un diamètre inférieur à leur propre diamètre, ils seront éliminés sans avoir exercé une influence appréciable. Si, au contraire, nous avons la puissance de les diviser jusqu'au point de les réduire à l'état miasmatique, vous ne pouvez refuser d'admettre qu'ils ne puissent pénétrer jusques dans les rameaux les plus déliés des réseaux capillaires, réseaux qui sont un des principaux éléments de la contexture de nos organes.

Supposez qu'un malade se présente à moi avec une tache, un ulcère de la cornée. D'après les préceptes homéopathiques, je dois, pour faire disparaître cette affection, porter à travers les capillaires de l'œil un médicament susceptible de produire une tache, un ulcère aussi semblable que possible, à la tache, à l'ulcère que je veux guérir. Vous qui connaissez la trame membraneuse de cette portion du globe oculaire, vous qui avez pu en apprécier la transparence, la limpidité, la pureté extrême, pensez-vous qu'il me sera facile de faire pénétrer à travers ses vaisseaux imperceptibles des médicaments doués de propriétés physiques sensibles?

Quelle différence d'action au contraire ne serais-je pas en droit d'attendre des doses infinitésimales? Elles seules peuvent être charriées à travers les derniers conduits perméables et influencer d'une manière directe les dernières ramifications de cet organe délicat. Hahnemann, notre grand maître à tous, avait donc bien raison de dire : *que les substances médicales ne manifestent pas à beaucoup près la totalité des forces qui sont cachées en elles lorsqu'on les prend à l'état grossier , et que ce n'est qu'après avoir été amenées à l'état de dilution qu'elles manifestent à un degré incroyable leurs forces médicales.*

Cette proposition vraie pour l'action des substances administrées dans l'état de santé devient plus évidente dans les cas de maladie. Dans l'organisme sain , les vaisseaux sont libres, le fluide circulatoire peut pénétrer partout, et avec lui les parcelles médicamenteuses elles-mêmes qui n'auront pas subi des divisions très sensibles. Mais dans les cas pathologiques , les tissus subissent tous les changements , toutes les transformations que la maladie amène. Lorsque (ce qui arrive presque toujours), un état d'engouement , d'infiltration , d'induration, de désorganisation , aura obstrué, transformé , avec les divers tissus de l'organe , le plus grand nombre des vaisseaux qui concourent à sa contexture , des atômes impondérables pourront seuls s'y frayer un libre passage.

Donc : *non seulement les doses homéopathiques ont une puissance, mais celle-ci est plus grande que les doses plus fortes des mêmes médicaments.*

Je passe à la deuxième proposition :

Comment se fait-il qu'un remède qui est susceptible de donner une maladie à des personnes qui en font usage en état de santé , soit apte à guérir la même affection chez un malade?

Je commence par vous dire que toutes les fonctions du corps humain ne s'accomplissent que par la puissance des nerfs qui se ramifient dans les organes chargés d'exécuter ces fonctions.

Pour moi, et je suis en cela d'accord avec la plupart des phy-
siologistes modernes, la vie humaine, en dehors de l'essence
qui nous fait communiquer avec Dieu, se résume toute en-
tière dans le système nerveux. N'est-ce pas, en effet, en lui
que résident les propriétés vitales ? Qu'est-ce que l'organe
sans les nerfs qui l'animent, sans le principe qui le fait se
mouvoir ? A-t-il, lui, la puissance de sentir, de se contracter,
de se nourrir, d'être vivant en un mot en dehors des nerfs
qui entrent dans sa texture ! Consultez les expériences faites
sur les animaux, les observations recueillies dans certains
cas de maladies, et vous verrez que toutes les fois que la lésion d'un nerf est opérée ou que sa destruction est accomplie,
la fonction exercée par l'organe auquel il se distribuait, se
trouve aussitôt modifiée ou complètement abolie.

L'harmonie dans le système nerveux constituera donc ce
qu'on appelle la santé, tandis que la maladie sera produite
par un trouble survenu dans une de ses branches. Ainsi pour
la pneumonie par exemple, une impression de froid se fait
sentir, ou bien un agent interne ou externe pénètre dans la
circulation. Il est par elle mis en contact avec tel ou tel ra-
meau du système nerveux qui se distribue dans les poumons.
Par ce contact, les nerfs se trouvent surexcités. Par l'effet de
cette excitation les nombreux vaisseaux sanguins du poumon,
sur lesquels ces nerfs s'épanouïssent sont activés eux-mêmes
dans leurs fonctions. De là l'apport d'une plus grande quantité de sang qui produit à son tour la douleur, la rougeur,
la tension, l'engorgement ; l'influence délétère continuant
à agir amène l'irritation des nerfs bronchiques, de là la
toux, l'oppression et la difficulté de respirer ; de là les cra-
chats sanglants qui proviennent de la quantité de sang qui a
infiltré l'organe pulmonaire au point de suinter à travers les
parois des bronches, de là la fièvre qui n'est en réalité
qu'un phénomène symptomatique résultant d'une surexci-
tation transmise au cœur et à tout l'appareil des vaisseaux
et des capillaires sanguins, par l'arbre nerveux souffrant
ans quelques-unes de ses branches.

Toutes les affections pourraient s'expliquer de la même manière.

Si donc l'on considère *la maladie* comme étant la consé-quence de la lésion primitive des nerfs qui président aux fonctions des organes, la première indication qui doit s'offrir à l'esprit du médecin doit être d'adresser à ces nerfs des re-mèdes qui aient la faculté d'opérer en eux des modifications, des changements qui seront transmis ensuite aux organes pathologiquement atteints. Ces remèdes, inutilement cher-chés par l'ancienne école, l'homéopathie les lui fournit. L'ex-périmentation pure a prouvé :

1° Un médicament produit *toujours les mêmes effets* sur tel nerf, sur telle branche de nerf ou sur l'ensemble du système nerveux et par conséquent sur tel organe et sur telle fonc-tion du corps humain. Ainsi la belladone agit *toujours* sur le cerveau, la bryone sur le poumon, la cantharide sur la vessie, etc. ;

2° Les nerfs sont influencés d'une manière plus marquée, plus énergique par les remèdes que par les éléments malfai-sants, qui, en sévissant sur les nerfs, amènent les maladies ;

3° L'action des remèdes sur les nerfs quoique plus profonde que celle qui provient des molécules malfaisantes, est pour-tant passagère, momentanée, elle s'épuise vite.

Alors, voici ce qui se passe lorsque le médecin adresse un remède à l'organe malade ou plutôt au nerf de l'organe ma-lade. Le remède arrive sur le nerf et impressionne celui-ci plus profondément qu'il ne l'a été par l'agent morbide, ce qui explique l'aggravation du symptôme observé après l'em-ploi de la substance véritablement homéopathique. Cette nouvelle influence médicamenteuse pénétrant le nerf plus intimement, substitue son action à la première, c'est-à-dire, à celle de l'agent morbide. Celui-ci désormais impuissant, obéit à la loi physiologique de l'élimination de tout corps étranger à l'organisme. Et comme l'action de la substance in-gérée a des limites connues, il s'ensuit qu'elle s'efface bientôt elle-même, laissant le nerf complètement débarrassé de toute mpression, ce qui permet à celui-ci de reprendre son influence normale sur les organes qu'il fait fonctionner : le rétablissement de la santé en est la conséquence immédiate.

Je dois borner ici ce court exposé de la doctrine homéopathique dans ces deux lois fondamentales. Cette lettre déjà beaucoup trop longue ne me permet pas de refuter les objections qu'on pourrait m'adresser. L'ancienne école, comme vous avez pu le voir, ne possède aucun principe, aucune loi qui puisse servir de base à sa thérapeutique.

L'homéopathie au contraire vous fournit :

1° La connaissance des effets purs des médicaments ;

2° La loi qui établit le rapport nécessaire entre le médicament et la maladie, et qui préside aux indications thérapeuthiques ;

3° Une pharmacopée convenable, c'est-à-dire des médicaments simples, constants dans leur préparation, efficaces et sans dangers.

Remarquez les avantages immédiats fournis par cette doctrine.— Plus de conjectures théoriques, d'idées préconçues, plus de recherches bâconiennes des causes occultes ; plus de suppositions sur les vertus générales des médicaments : ici tout est science et raison. Plus de ces conceptions imaginaires de ce qui doit se passer dans l'intimité de l'organisation, qui n'ont pour base que la manière de voir individuelle et arbitraire du médecin qui les énonce et que repousse un autre médecin. — D'où il résulte que plus une consultation sera nombreuse plus on aura d'opinions sur l'essence de la maladie, et d'incertitude sur le mode de traitement.— La médecine homéopathique dans ce cas, ne voit pas cette divergence ; elle seule a le pouvoir de réunir les opinions, et cela se conçoit, puisqu'elle n'admet de guide fidèle pour le choix du remède que l'expression véritable de la souffrance organique, c'est-à-dire l'ensemble des symptômes; et d'indication curative, que l'analogie des symptômes morbides, et ceux que produit sur un homme sain une substance pure. L'unanimité dans les opinions, est le criterium d'une saine doctrine. L'infinie diver-

gence d'idées à laquelle est vouée l'allopathie la condamne à
la stérilité. Sa sœur née d'hier lutte avec avantage parce
qu'elle n'a qu'un *seul* principe impérissable et fécond.

Il y a quinze ans à peine, la France ignorait encore l'exis-
tence de la doctrine d'Hahnemann, et aujourd'hui presque
toutes les villes, beaucoup de villages même ont des médecins
homéopathes. Elle est officiellement pratiquée à Thoissey et à
l'hôpital Ste-Marguerite de Paris. L'homéopathie possède partout à cette heure en Europe des chaires, des cliniques, un
public et des journaux. Il y a dans ce moment en Allemagne
des cours publics d'homéopathie dans vingt-cinq ou trente
universités dont huit ou dix jouissent d'une grande popula-
rité. La Suisse, l'Italie, la Belgique, les Etats-Unis comptent
plus de quarante ou cinquante sociétés homéopathiques floris-
santes et un grand nombre d'hôpitaux. A Rio-Janeiro dans le
Brésil, l'homéopathie a une académie puissante. En Espagne,
un décret de la reine Isabelle II a institué à Madrid, il y a
deux ans, une clinique homéopathique et le gouvernement
Anglais vient d'adopter officiellement l'homéopathie en orga-
nisant un enseignement public de cette doctrine. Elle se développe à pas de géant, malgré la conjuration du silence et
du dédain, malgré les incroyables calomnies déversées sur
ceux qui la pratiquent, malgré l'Académie qui de tous les
temps a cherché à imprimer aux grandes découvertes de
l'esprit humain le stygmate de l'absurdité et de la folie —
témoin ses arrêts contre le *quinquina*, la *vaccine*, la *circulation du sang*, *contre les découvertes de Copernic et de Galilée*,
du *Fulton*, de *Salomon de Caus*, de *Denis Papin*, de *Jouffroy*,
l'inventeur des bateaux à vapeur, et plus récemment contre
l'éclairage au gaz déclaré par elle une *niaiserie!*

Pauvres académiciens! Ils sont donc étrangers à ce qui se
passent dans l'univers savant! Ils ignorent qu'Hahnemann
repoussé de Leipsick il y a trente ans comme hérétique en
médecine, vient d'y être acclamé comme un révélateur, et que
sa statue en bronze a été inaugurée solennellement au milieu
d'un concours immense de médecins de tous les pays accourus

pour rendre hommage à son génie ! Ils ne savent pas qu'il y a un an environ l'université de médecine d'Edimbourg raya de ses tableaux le professeur Anderson parce qu'il exerçait honorablement la médecine homéopathique et qu'en ce moment ceux-là même qui l'ont rayé sont obligés de subir, par décret de la reine Victoria, des professeurs d'homéopathie ! L'Académie a repoussé l'homéopathie ! Mais c'est presque une recommandation pour elle ! On ferait un volume de toutes les découvertes utiles qui ont été repoussées par ce corps savant, et de toutes les inventions imaginaires qu'il a soutenues et appuyées.

Dans l'homéopathie est la santé des familles, la garantie du médecin consciencieux, le complément et la certitude de l'art de guérir. Voilà pourquoi je me livre à l'étude et à la pratique des préceptes de cette doctrine.

A. DOURS,

D. M. Médecin aide-major, membre des Sociétés Gallicane de médecine homéopatique, des Sociétés Botanique et Entomologique de France, etc, etc. A Amiens, rue du Camp-des-Bulles, No 22.

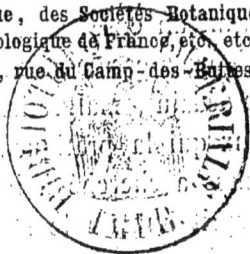

Amiens.— Imp. de Lenoel-Herouart, rue des Rabuissons, 10.